Acné

Remedios naturales efectivos que curan la enfermedad y previenen su reaparición para siempre

Amelia Naire

Acné

Remedios naturales efectivos que curan la enfermedad y previenen su reaparición para siempre

Primera Edición verano 2014
ISBN-13: 978-1500935115
ISBN-10: 1500935115

Dedicatoria

Para mi hija y mi pareja, pero sobre todo para mi madre, quien con su paciencia amorosa me ayudó a superar los problemas del acné durante mi adolescencia.

Índice

Introducción

El acné -aunque típicamente ocurra durante la adolescencia- puede tener un impacto mucho más allá de esa época de la vida del que lo padece, llegando incluso a afectar su autoestima, sus interacciones sociales y sus oportunidades laborales.

Sus efectos pueden llegar a ser devastadores tanto en el aspecto físico, como en el social y el emocional. Las personas con acné pueden tornarse inseguras de sí mismas y más retraídas, sin embargo, estas lesiones cutáneas tienen solución, como veremos en este pequeño libro que he escrito desde mi experiencia, como mujer que padeció de acné moderado a severo durante su adolescencia y que lo ha superado usando los remedios que recomiendo en este libro.

El acné es una enfermedad de la piel crónica inflamatoria que se manifiesta cuando el sebo obstruye los poros cutáneos y se infectan. El sebo, junto con las células cutáneas y el vello presente forman una especie de tapón dentro del poro que se inflama al infectarse. Al deshacerse el tapón, se forman comedones, pápulas, pústulas, nódulos y posteriormente cicatrices que conocemos como acné.

Las lesiones son notorias y suelen afectar la cara, el cuello, los hombros, y a veces también y el pecho y la espalda. Muchos dermatólogos afirman que el 75% de la población entre once y treinta años tendrá acné en algún momento. Y aún así, el acné afecta a personas de todas las edades, incluso recién nacidos -no sólo a adolescentes, como suele creerse popularmente-, y además, tanto a mujeres como a hombres, indistintamente de su color de piel.

Aunque afecte a ambos sexos, el acné suele manifestarse durante períodos de tiempo más prolongados en hombres que en mujeres, posiblemente debidos sus niveles de testosterona.

A continuación te presentaré distintos remedios caseros, fáciles de preparar y muy efectivos que me han servido cuando he tenido acné hace años atrás. Algunos de ellos son muy conocidos y otros no tanto.

Te recomiendo que los vayas probando, según lo que tengas a mano, y que tomes nota de cuáles son más efectivos para ti. Aunque todos estos remedios utilizan ingredientes naturales, te recuerdo vigilar posibles reacciones alérgicas a alguno de ellos.

Si eres alérgico a alguno de los ingredientes de una preparación, por favor prueba otra receta -verás que hay muchas en el libro para escoger. Si alguna de ellas no te funciona a la primera, te pido encarecidamente que no te desanimes, prueba la siguiente y verás que alguna de ellas te devolverá una tez despejada y aterciopelada.

Los desencadenantes del acné

El acné es una enfermedad multifactorial, es decir, que han de confluir varios factores para que se manifieste, siendo uno de ellos el genético y aún no se sabe a ciencia cierta por qué afecta a algunas personas y a otras no.

Existen diversos factores desencadenantes relacionados con su aparición, y vamos a discutirlos brevemente en este capítulo. Su comprensión nos ayudará a evitar su reaparición tras aplicar estos remedios que mitigarán las lesiones ya presentes, así que presta atención.

Sabemos que ocurre mayoritariamente durante la adolescencia, justo cuando tenemos los más grandes cambios hormonales de nuestras vidas. Estos cambios hormonales aumentan la producción sebácea.

También ocurren grandes cambios hormonales durante el embarazo, después de él, y cuando una mujer comienza o deja un tratamiento anticonceptivo hormonal.

El estrés y la ansiedad también son responsables de algunos cambios hormonales. Quizás este es el punto en el cual podamos actuar con mayores y más rápidos resultados.

Entre otras causas encontramos el estrechamiento del canal folicular (el lugar en el que se encuentra el vello), la descamación anormal de la piel, la presencia de la bacteria *Propinebacterium acnes*, la exposición al cloro y la ingesta de algunos medicamentos.

Cómo cuidar tu piel

Si eres propenso al acné o has tenido un brote reciente, hay varios factores que debes tener en cuenta para dar a tu piel un cuidado adecuado.

La higiene -aunque no es un factor causal (el acné no se debe al *sucio*)- es fundamental para tener una piel cuidada, por lo cual te recomiendo lavarte la cara con un gel limpiador específico para pieles con tendencia acneica al despertar y nuevamente antes de irte a dormir.

Si utilizas maquillaje, recuerda elegir productos de calidad, y que sean no comedogénicos. Se ha comprobado que la exposición prolongada a algunos productos químicos como el propyllene glicol puede aumentar la propensión del acné, así que te recomiendo vigilar siempre tu piel cuando pruebes un nuevo producto y observar si mejora o aumenta la aparición de lesiones. Es imprescindible desmaquillarte cada noche antes de dormir.

La piel con lesiones de acné puede beneficiarse de la exfoliación, sea mecánica (con un guante de crin o esponja, por ejemplo), o química (con productos específicos para ello). La exfoliación suave y cuidadosa, realizada una vez por semana, puede ayudarnos a ver resultados más rápidos.

Limita la exposición directa al sol y utiliza siempre un protector solar de calidad, específico para la cara, y con alto factor de protección (SPF de 50 o más). Si utilizas medicamentos para tratar tu acné, ten en cuenta que algunos de ellos pueden volverte más propenso a las quemaduras solares, así que en este caso, ten aún más cuidado. Cuando hablo de protegernos del sol, no me refiero específicamente a *no acostarnos en la playa a freírnos*, sino además a esa exposición más sutil, pero que en pieles delicadas como la acneica puede hacer más daño que en otras: el solazo que entra por la ventana de casa, el sol que golpea el parabrisas mientras vamos en coche, e incluso al ir caminando por la ciudad -así que no olvides el protector cada mañana luego de lavarte la cara, aunque te quedes en casa.

Procura mantener las manos limpias siempre y evita tocar las lesiones. Por más tentador que resulte, procura no reventar o exprimir las lesiones ya que aumentaría no sólo la inflamación sino el riesgo de que se sobreinfecte o reaparezca la lesión lo cual alargaría el tiempo de curación de la misma y además, la probabilidad de que queden cicatrices.

Si tienes lesiones en la espalda, cuello y pecho, utiliza ropa de tejidos naturales. El algodón, el lino, la seda, la lana y la viscosa son transpirables -permiten que la piel *respire* mientras que el poliéster y otros tenidos sintéticos podrían irritar más la piel, sobre todo si usamos prendas ceñidas.

Lava tus sábanas regularmente y prueba cambiar la funda de tus almohadas a diario, sobre todo si sudas durante la noche y tienes lesiones de acné en la cara. No ayuda pasar una noche macerando tu cara nuevamente en el sebo que quedó sobre tu almohada y lleva días acumulándose. Además, si no te lavas el cabello antes de dormir, también puede haber sucio proveniente de él. No te cuento esto para volverte paranoico, sino para que tengas el mayor número posible de factores en cuenta, para que tengas cuidado y que tu acné desaparezca atacándolo desde diversos frentes.

El tratamiento del acné requiere paciencia, así que de nuevo, te animo a probar los diferentes remedios y a observar los cambios que ocurren poco a poco en tu piel.

Cuidados adicionales

Los cambios hormonales pueden desencadenar un brote de acné, las mujeres pueden experimentarlo durante la ovulación (unas dos semanas antes de tener la menstruación). La ansiedad y el estrés también son conocidos como gatillos y pueden empeorar los síntomas porque producen, a su vez, cambios hormonales, así que te recomiendo practicar disciplinas que te ayuden a mitigar y a gestionar, lo mejor posible, el estrés y la ansiedad.

El yoga y la meditación son algunas de ellas. Ambos ayudan a controlar tanto el estrés como la ansiedad, de hecho, cualquier deporte es beneficioso para combatir el estrés porque aumenta la secreción de endocrinas, pero el yoga, en particular, trata tanto al cuerpo, como la mente, aquietándola.

Otra práctica que resulta muy beneficiosa para disminuir los niveles de ansiedad es el *tapping* o EFT (Emotional Freedom Technique, en castellano: Terapia de Liberación Emocional. El *tapping* combina la medicina china, tocando puntos energéticos, con la psicología moderna. Puedes buscar videos sobre tapping en YouTube, te recomiendo particularmente los de Brad Yates. Aunque están en inglés, son extremadamente efectivos para bajar los niveles de ansiedad. Puede que te sientas un poco ridículo al principio, pero te recomiendo probarlo igualmente. Puedes hacerle encerrado a solas en tu habitación, repitiendo los mismos gestos y las mismas palabras que el maestro de *tapping*.

El calor también puede aumentar la aparición del acné porque nos hará sudar, así que intenta usar aire acondicionado o al menos tener un abanico o cuaderno para abanicarte la cara y evitar sudar en exceso.

Es indispensable, tanto para la salud en general, como para la salud de la piel, tener una suficiente ingesta diaria de agua. Esto nos ayudará a mantener la piel hidratada y además a eliminar toxinas, lo cual se verá reflejado en la piel.

Los productos hidratantes o de maquillaje aceitosos no son recomendables para pieles acneicas ya que obstruyen los poros y pueden hacer aparecer más lesiones. Elige siempre productos de calidad para la cara, y si son específicos para pieles acneicas, mucho mejor.

Cuidados dietéticos

A pesar del típico cliché que se repite en sociedad conforme el consumo de frituras o mayonesa produce acné, no existe evidencia directa que sugiera que el acné empeore al ingerir ciertos alimentos aunque aquellos que contengan grandes cantidades de grasas trans o aceites saturados no benefician tu salud en lo absoluto y pueden asociarse con problemas en pieles grasas, personas con colesterol alto, etcétera.

Recuerda mantener una dieta sana y equilibrada con un consumo adecuado de grasas sanas, tu cuerpo las necesita: aceite de oliva virgen, almendras, pescado, aguacate, etc. evidentemente sin cometer excesos.

Durante muchos años se ha culpado al chocolate de causar brotes de acné, sin embargo, estudios recientes no han podido demostrar tal relación, así que puedes comerlo con moderación. Un estudio del año veinte00 demostró una relación entre el acné y el consumo de azúcar, así que esto tampoco es carta blanca para comerse una tableta de una sentada. Un trocito de un chocolate negro, de vez en cuando, está bien. El consumo excesivo de glucosa, sí está relacionado con una mayor severidad del acné, según este estudio realizado con niños y adolescentes.

Vitaminas para el acné

Consulta con tu médico la necesidad de tomar un multivitamínico, o algún otro suplemento que pueda ayudarte si tu dieta no está bien equilibrada, o no te has sentido bien de salud últimamente.

La Vitamina A, también llamada ácido retinoico, es conocida como tratamiento tópico para el acné y otras enfermedades de la piel. Promueve la renovación celular, contribuyendo a aclarar los poros. Cuida de mantener un adecuado consumo de alimentos ricos en Vitamina A en tu dieta.

Algunas buenas fuentes son los lácteos, el hígado, la carne de ternera, pollo, pavo o pescado, los huevos, la zanahoria, el brócoli, la batata, la col rizada, las espinacas, la calabaza, el melón, los albaricoques o duraznos, la papaya y el mango.

Las Vitaminas B, concretamente la B2 o riboflavina es excelente para aliviar el estrés, y ya sabemos que el estrés es uno de los desencadenantes.

Entre los alimentos ricos en Vitamina B2 encontramos el hígado, el pimentón o chile, las almendras, los quesos roquefort, brie o camembert, el salvado de trigo, el pescado, las semillas de sésamo, los tomates deshidratados al sol. También encontramos este alimento agregado en alimentos como los cereales, las barras energéticas y el paté de hígado, así que tienes bastantes opciones para incorporarlo a tu dieta diaria.

La Vitamina B6 o piridoxina también contribuye a reducir el estrés y a disminuir los síntomas del síndrome premenstrual. Su deficiencia puede estar relacionada con la inflamación y la descamación de la piel así que nuevamente, te aconsejo incorporarla en tu dieta diaria.

Encontramos buenas cantidades de Vitamina B6 en los siguientes alimentos: la carne, el pescado, los pimientos, las espinacas, las patatas horneadas con su piel, los guisantes, el ñame, los espárragos, el brócoli y los nabos.

La Vitamina C o ácido ascórbico es esencial para la reparación celular, la producción de colágeno y para mantener el sistema inmunológico funcionando adecuadamente.

Los siguientes alimentos son buenas fuentes de Vitamina C que puedes incorporar en tu dieta diaria: el tomate, los pimientos y guindillas, la col verde, la guayaba, el brócoli, la papaya o lechoza, el kiwi, las frutas cítricas (naranja, limón, mandarina, clementina y pomelo), las fresas, el tomillo, el perejil, el berro, el mango, las grosellas, el cebollín, el cilantro, la albahaca y los nabos.

La Vitamina E protege la piel de los radicales libres y contiene antioxidantes.

Algunos alimentos que contienen Vitamina E son los siguientes: las avellanas, los pistachos, las nueces de pecán, las semillas de girasol, el maní o cacahuete, el pimentón y la pimienta, las almendras, los albaricoques deshidratados, las aceitunas, la espinaca, el aceite de germen de trigo, el aceite de maíz, el aceite de soja, el brócoli, el tomate, los espárragos y la calabaza.

El Zinc, aunque no es una Vitamina sino un mineral, es un importante antioxidante que mejora la cicatrización de la piel y ayuda el sistema inmunológico.

Encontramos zinc en los huevos, las legumbres, las nueces y los champiñones.

Remedios caseros para el acné

Aunque existe gran cantidad de cremas, pomadas y tratamientos disponibles en farmacias y supermercados, es buena idea comenzar con remedios suaves y naturales para tratar el acné ya que muchas veces mejoran e incluso se curan por completo sólo con éstos.

Otra gran ventaja de utilizar remedios naturales es que puedes prepararlos al momento y hacer justo la cantidad que necesitas, por lo cual no contendrán ingredientes químicos que pueden irritar tu piel como conservantes.

Estoy segura de que encontrarás la mayoría de los ingredientes necesarios ya en tu cocina, o serán muy fáciles de encontrar en tu supermercado o herboristería más cercanos.

En algunos casos, como el del aloe vera, te recomiendo comprar la planta y tenerla bien cuidada, así tendrás siempre a mano hojas frescas. Es una planta muy fácil de mantener y cuidar y así te aseguras de tener un gel de la mejor calidad posible, fácil de preparar, muy beneficioso para la salud, y además, libre de pesticidas, conservantes y demás ingredientes que no son ideales para tu salud.

Loción limpiadora con limón y rosas

Ya conoces los beneficios del limón -rico en Vitamina C, que además promueve la renovación celular y realiza una suave exfoliación de la piel.

El agua de rosas también es beneficiosa para el acné por ser un excelente tónico, ayudar a reequilibrar el pH y además tener propiedades antibacterianas así que anímate a probar esta receta de loción limpiadora.

La glicerina tiene propiedades hidratantes y humectantes, minimizando la pérdida de agua en tu piel, y dará una textura agradable a la loción.

Para prepararla, mezcla una cucharada de zumo de limón, con una cucharada de agua de rosas y una cucharada de glicerina y utilízala como loción limpiadora. La glicerina te ayudará a mantener la hidratación de tu piel.

Loción de lima y rosas

La lima, al igual que el limón, contiene Vitamina C, necesaria para la producción de colágeno de la piel, y además, tiene propiedades antibacteriales.

El agua de rosas, como comentamos anteriormente, nos ofrece también un efecto antibacterial, y además hidratante, ayuda a equilibrar el pH de la piel y favorece su renovación.

Combínalos a partes iguales y aplica la loción resultante con la ayuda de una mota de algodón. Deja actuar la solución durante media hora y luego enjuaga la piel con abundante agua. Es recomendable usar este remedio de noche o antes de aplicar tu protector solar, ya que el zumo de lima o de limón puede causar manchas en la piel si la exponemos al sol.

Loción de Hamamelis

El hamamelis tiene propiedades astringentes, antiinflamatorias, antioxidantes y antibacterianas por lo que es un efectivo remedio para el acné.

Puedes poner agua a hervir en una cacerola, verter el agua hirviendo en un bol y agregarle un poco de sal. Coloca el área afectada encima del vapor para ayudar tus poros a abrirse suavemente.

Tras unos diez minutos vaporizando tu cara, vierte un poco de extracto de hamamelis sobre una mota de algodón y aplícalo sobre la piel vaporizada.

Puedes dejar la loción puesta, no hace falta enjuagar la piel después de su aplicación, y no produce manchas.

Loción de vinagre de cidra

El vinagre de manzana tiene propiedades antibacterianas y astringentes. además, ayuda a restablecer el manto ácido de la piel por lo cual combinado con aloe vera, tiene excelentes resultados para combatir el acné.

Compra vinagre de cidra de manzana orgánico y preferiblemente con la *madre* dentro de la botella. la madre es aquello que comenzó el proceso de fermentación. Mezcla una cucharada de vinagre con una de agua destilada y aplícalo sobre la piel con una mota de algodón. Deja secar y luego aplica tus cremas habituales o protector solar.

También podemos mezclar el gel de aloe vera a partes iguales con vinagre de cidra y utilizarlo como mascarilla. Se enjuaga con abundante agua templada después de veinte minutos.

Tónico de manzanilla

La manzanilla o camomila tiene propiedades antiinflamatorias y ayudará a *calmar* tu piel mientras las lesiones se resuelven. Un estudio de la Universidad de Maryland asegura que en la antigua Roma, la antigua Grecia y el antiguo Egipto, ya se usaba la manzanilla o camomila para reducir la inflamación en lesiones en la piel y para promover la cicatrización.

La misma universidad asevera también que la manzanilla tiene la capacidad de disminuir los niveles de estrés y ansiedad, así que aprovecha de beberla también.

Prepara una infusión de manzanilla de forma habitual, déjala enfriar y aplícala con la ayuda de una mota de algodón, esparciéndola suavemente como un tónico, sobre la piel afectada.

Tónico de sal marina

La sal tiene propiedades antibacterianas y antiinflamatorias. Podemos usarla de varias maneras para tratar áreas extensas de piel o lesiones puntuales. Para lesiones puntuales, mezcla una cucharada de sal marina con unas gotas de agua tibia hasta formar una pasta, aplica la pasta sobre las zonas afectadas y deja secar durante una a cinco horas. Puedes sentir picor al inicio pero pasará en pocos minutos. Luego aclara con agua y aplica tus cremas habituales.

En áreas extensas puedes usar sal marina como un tónico, mezclando un cuarto de taza de sal marina con media taza de agua tibia hasta disolverla completamente. Moja una toalla pequeña de algodón con la mezcla y exprímela un poco para retirar el exceso. Da pequeños toques suaves en la cara hasta humedecerla con la mezcla y repite el proceso cada noche y cada mañana.

Exfoliante con bicarbonato de sodio

El bicarbonato tiene la particularidad de actuar como amortiguador del pH, pudiendo regular desbalances que exacerben el acné.

Además, sus partículas suaves, finas y redondas, son un exfoliante ideal ya que no maltrata la superficie de la piel. Tiene efectos antiinflamatorios y antisépticos que ayudan a disminuir el enrojecimiento de las lesiones.

El bicarbonato puede causar picor en algunas personas así que te aconsejo probarlo primero sobre una zona pequeña de la piel para ver cómo lo toleras.

Puedes preparar una pasta agregando algunas gotas de agua a una cucharada de bicarbonato y aplicándola con los dedos, o con la ayuda de un bastoncillo de algodón sobre la zona afectada.

Una vez hayas comprobado que toleras bien el bicarbonato, puedes exfoliar toda la cara con la mezcla.

Opcionalmente, puedes dejar actuar la mezcla durante quince minutos. Recuerda que seguidamente, debes enjuagarte bien la zona e hidratarla.

Este tratamiento puede repetirse una a dos veces por semana.

Exfoliante de piel de naranja

La piel de las naranjas, además de ser rica en antioxidantes, contiene aún más Vitamina C que la pulpa y el zumo de la fruta, así que puedes aprovecharla, con su textura fibrosa, para exfoliar la piel suavemente.

Te recomiendo que utilices naranjas orgánicas ya que las que no lo son, pueden tener pesticidas o ceras conservantes que no queremos aplicar sobre tu piel.

Licúa la piel de una naranja y aplica la pasta resultante sobre tu piel masajeándola suavemente y luego enjuaga con mucha agua para eliminar los restos.

Si lo deseas, también puedes agregar unas gotas de agua de rosas a la mezcla para hacerla más cremosa y aprovechar todo el beneficio del agua de rosas que ya hemos discutido en un capítulo anterior.

Exfoliante de azúcar y limón

Ya conoces las propiedades astringentes y múltiples beneficios que ofrece el limón para tratar el acné. Vamos a combinarlo con azúcar para preparar una rica exfoliante.

El azúcar es naturalmente rico en ácido glicólico que limpia los poros, iguala el tono de la piel y mejora su textura gracias a sus granos cristalinos que ayudan a exfoliar suavemente la piel, así que es un acompañante ideal para el limón.

Mezcla una cucharada de azúcar morena con una cucharada de zumo de limón y aplícala masajeando suavemente la piel, sin frotar. Enjuaga con abundante agua tibia. Opcionalmente puedes agregar una cuchara de miel y una de aceite de oliva extra virgen para aprovechar las propiedades des estos ingredientes y obtener una textura más cremosa.

Exfoliante de sal marina

Para esta receta, aprovecharemos las propiedades antibacterianas y antiinflamatorias que nos ofrece la sal marina, junto con las que nos proporciona el aceite de oliva.

El aceite de oliva virgen extra, preferiblemente orgánico, de manera de evitar la exposición a pesticidas y otras sustancias químicas que podrían afectar negativamente la piel, ya de por sí irritada, tiene propiedades antiinflamatorias, antibacterianas y antioxidantes.

Combina una taza de sal marina con un cuarto de taza de aceite y guarda la mezcla en un frasco limpio. Retira con una cuchara limpia una cantidad suficiente y masajéala suavemente con movimientos circulares sobre la zona a tratar. Deja actuar durante tres a cuatro minutos y enjuaga la piel con agua tibia.

Exfoliantes de cúrcuma

La cúrcuma ofrece propiedades antisépticas, matando la bacteria causante del acné, desinflamando la piel y eliminando el exceso de producción sebácea de la piel. Tiene además, propiedades cicatrizantes.

Podemos aprovechar sus propiedades de varias maneras y te daré varias recetas a continuación. Por favor toma en cuenta que la cúrcuma es amarillo-naranja y mancha, por ende cuida de usar ropa vieja, sábanas viejas o de color oscuro cuando te apliques uno de estos tratamientos. Si tu piel queda ligeramente amarillenta, puedes retirar esta coloración usando una mota de algodón embebido en alguno de los tónicos que describo en el libro y pasándolo suavemente por tu cara.

Una opción sencilla es mezclar cuatro cucharadas de cúrcuma con una cucharada de miel. Esta mezcla puede ser guardada en la nevera durante un par de días.

Recuerda usar un cubierto limpio cada vez que saques un poco para usarlo como exfoliante.

También puedes mezclar ocho cucharadas de cúrcuma con cinco cucharadas de aceite de oliva extra virgen o de sésamo (o dos de un aceite y tres del otro para beneficiarte de las propiedades de ambos). Al mezclarlo formará una pasta cremosa que puedes aplicar sobre tu cara para exfoliarte, dejarlo durante diez a quince minutos y luego retirarlo con agua tibia.

Combina dos cucharadas de yogur natural con media cucharita de cúrcuma y media de miel. Aplica la crema resultante y masajea suavemente. Deja actuar la mascarilla durante media hora y enjuaga con abundante agua.

Mezcla una cucharada de avena en hojuelas con media cucharada de cúrcuma. Añade unas gotas de agua y aplica como mascarilla. Lava con abundante agua luego de diez minutos.

El sándalo ayuda con la inflamación, así que podemos preparar una mezcla con una cucharada de cúcruma y una de madera de sándalo finamente molida y combinarlos con unas gotas de zumo de limón y una cucharita de agua de rosas. Se aplica la pasta en forma de mascarilla sobre la piel afectada, se deja actuar durante veinticinco minutos una o dos veces por semana y se aclara con agua tibia.

Mascarilla de miel

La miel tiene propiedades antiséptico, es decir que previene el crecimiento y la proliferación de bacterias. La miel libera bajos niveles de agua oxigenada, lo cual desinfecta tu piel. Además, su alto contenido en azúcares y sus propiedades ácidas impiden la reproducción bacteriana. Cuando aplicamos miel pura sobre una lesión supurada, contribuimos a que no empeore.

Así que la miel puede ser de utilidad para ayudarte a despejar y curar tus lesiones de acné. Es muy suave y puede usarse en pieles sensibles. Puedes aplicarte una cucharada de miel natural esparciéndola con suavidad directamente sobre la piel y dejarla actuar durante unos veinte minutos. Luego, enjuaga tu piel con abundante agua y verás qué agradable se sentirá tu piel.

Mascarilla de miel, limón y canela

Esta mascarilla no sólo huele delicioso, sino que deja la piel con una textura divina. La canela tiene propiedades antibacterianas, antifúngicas, antivirales y astringentes. Si le agregamos miel, limón y nuez moscada -con sus propiedades antiinflamatorias- tendremos una mascarilla super efectiva.

Para prepararla mezcla media cuchara de canela, media de nuez moscada y una cuchara de miel. Agrega el zumo de un cuarto de limón y revuelve hasta formar una pasta espesa. Aplica la mezcla con los dedos sobre la cara previamente lavada y déjala actuar entre diez y treinta minutos. Ten en cuenta que según lo sensible que sea tu piel, esta mascarilla podría producirte ardor. Si no pasa en pocos minutos o no lo soportas, retírala con agua.

Mascarilla de zumo de limón

Ya conoces las propiedades del zumo de limón para combatir y curar el acné, así que anímate a probar esta receta, que está diluída para no causar picor y que emplea discos de algodón, o papel de cocina, si lo prefieres para mantener una aplicación más concentraada y prolongada.

Para ello, exprime un cuarto de limón y mézclalo a partes iguales con agua tibia. Introduce suficientes discos de algodón como para cubrir tu cara -cuidando de no colocar alguno sobre los ojos para evitar irritarlos- dentro del líquido, y exprímelos suavemente para dejar caer el exceso.

Coloca los discos sobre tu cara y déjalos actuar durante diez minutos. Aclara la piel con abundante agua y recuerda aplicar protector solar.

También te recomiendo probar otra versión, esta vez aprovechando las propiedades del zumo de limón, junto con el aceite de oliva para lograr una mascarilla de textura ligera y múltiples beneficios para piel acneica.

Mezcla una cucharada de aceite de oliva con una curada de zumo de limón y aplícalo con las yemas de los dedos sobre la piel. Enjuaga tras quince minutos.

Mascarilla de tomate

El tomate, además de una fuente natural de Vitamina C, contiene licopeno, calcio, potasio y otros nutrientes beneficiosos para la piel. El tomate, además de ayudar a curar las lesiones presentes, colabora también para prevenir la aparición de nuevas lesiones acneicas.

Podemos utilizarlo de varias maneras: cortando un tomate por la mitad y frotándolo por toda la cara previamente lavada. También es recomendable poner una semillita de tomate sobre cada lesión y dejarlo secar. Una vez completamente seca la mascarilla, suele tomar casi una hora, se enjuaga la cara. Esto puede realizarse dos veces al día e irse espaciando poco a poco según desaparezcan todas las lesiones.

Otra opción sería combinar las propiedades del tomate y las proteínas y bacterias del yogur para dejar la piel fresca y suave.

Para ello, licúa un tomate con tres cucharas de yogur natural. Reparte la mezcla sobre la piel, deja actuar durante veinte minutos y enjuaga con agua tibia.

Finalmente, una estupenda combinación para piel acneica es la de la miel, junto con el tomate, para formar una deliciosa mascarilla con textura cremosa.

Esta mezcla ayuda a aclarar las marcas de acné enrojecido. Licúa un tomate con una cucharada de miel para formar una crema, aplícala sobre la piel lavada y déjala actuar durante veinticinco minutos. Enjuaga con abundante agua templada.

Mascarilla de rodajas de pepino

El pepino es conocido por sus propiedades hidratantes, astringentes y antiinflamatorias así que sentirás resultados enseguida. También ayuda a abrir los poros y depurarlos, y ya sabemos que el acné es causado por obstrucciones así que es lógico que funcione para tratar el acné. Puedes utilizarlo de diversas formas, tanto en rodajas, como en zumo -para beberlo o aplicarlo sobre la piel- simplemente licuado sin agregar agua.

Compra pepinos orgánicos si puedes, o pélalo -a menudo los supermercados venden pepinos recubiertos con cera, y no queremos ponernos cera en la cara-. Corta un pepino en rodajas muy finas (de unos dos milímetros de grosor, aproximadamente) y aplícalas sobre tu piel. Déjalas actuar durante unos veinticinco minutos y luego enjuaga la piel con abundante agua fresca.

Mascarilla de papaya o lechoza

La papaya es rica en vitaminas y enzimas como la papaína y el licopeno. Esta fruta es conocida por sus propiedades tanto antiinflamatorias, como antioxidantes, antibacterianas, antifúngicas e incluso antivirales.

Vamos a aprovechar todo lo que nos ofrece esta deliciosa fruta tropical en esta receta de mascarilla cremosa. Para ello, licúa un trocito de papaya de unos cinco centímetros por cinco centímetros -sin añadirle agua, ni ningún otro líquido- y aplícala como una crema sobre la piel afectada.

Acuéstate y relájate para que no se escurra y te manche la ropa. Espera durante unos cinco a diez minutos, luego enjuaga la zona con abundante agua tibia y aplícate una de las lociones tónicas que compartimos al inicio del libro.

Mascarilla de granada

La granada es una fruta rica en vitamina C y B5. También contiene polifenoles, potasio, hierro entre otros nutrientes, por lo que se ha usado tradicionalmente -y ha sido comprobada su efectividad- tratando lesiones en la piel. Diversos estudios han demostrado las propiedades antioxidantes de la granada, así que vamos a aprovecharla en esta receta.

Podemos usar el zumo -licuando la pulpa sin añadirle agua- y aplicándolo sobre la piel, dejándolo actuar durante quince minutos y luego enjuagando.

Y también preparar una rica mascarilla con la piel de la granada, así que cuando la peles para preparar el zumo, recuerda reservar la piel.

Para esta exfoliante tuesta los trozos de piel de granada al horno a baja temperatura para evitar que se queme. Una vez seca y tostada, licúala en seco para obtener un polvo fino.

Agrega unas gotas de agua de rosas o de zumo de limón para aprovechar las propiedades de estos dos ingredientes, conjuntamente con las de la granada, y formar una pasta suave que aplicarás sobre las lesiones. Deja actuar durante quince minutos y aclara con abundante agua.

Mascarilla de avena

La avena puede usarse en copos crudos, o cocida, ya sea sola o combinada con otros ingredientes para lograr una exfoliación suave, retirar el exceso de sebo y aliviar la inflamación.

Cocina 1/2 de taza de acena en 1/3 de taza de agua y deja enfriar la mezcla. Aplica la crema espesa resultante sobre la piel afectada y deja actuar la preparación durante veinte minutos. Aclara la piel con abundante agua templada.

También puedes combinar dos cucharas de copos de avena con una cuchara de bicarbonato de sodio y un poco de agua tibia para formar una pasta espesa. Esta masilla puede usarse para exfoliar tu cara, frotándola suave y delicadamente, dejándola actuar durante veinte minutos y enjuagándola posteriormente, como en el caso anterior.

El tomate tiene propiedades astringentes, así que podemos combinarlo con la avena y obtener buenos resultados. Para ello, licúa medio tomate con una cuchara de avena y una cuchara de zumo de limón para preparar una mascarilla. Aplica la preparación sobre las áreas afectadas, déjala actuar durante quince mintuos y aclara con abundante agua tibia.

La cebolla tiene propiedades antiinflamatorias, y también es un ingrediente ideal para combinar con la avena. Licúa media cebolla cruda y mézclala con media taza de avena cocida y dos cucharadas de miel. Aplica la mascarilla sobre la piel lesionada y déjala puesta durante veinten minutos antes de aclarar. Esta mascarilla puede conservarse en la nevera durante una semana.

Otra opción beneficiosa es preparar la avena con té negro y té de menta en lugar de hacerlo con agua. Para ello, coloca dos bolsitas de cada uno en el agua antes de verter los copos. Ambos tés tienen propiedades astringentes, y al combinarlos con la avena, ayudarán tu piel. Deja enfriar la preparación, aplícala formando una mascarilla sobre tu piel y aclárala tras 30 minutos.

Estudios recientes han relacionado algunas afecciones de la piel con la alternación de su flora bacteriana (es decir, a la disminución de baterías buenas). Para ello, puedes mezclar yogur natural (al ser un fermento lácteo contiene bacterias que pueden ayudar tu piel), con la avena y aplicarlo como mascarilla.

Mascarilla de menta

La menta, rica en ácido salicílico -probado por su efectividad contra el acné- puede triturarse con un mortero o sola en una licuadora (sin líquidos) para preparar una pasta espesa que aplicaremos sobre cada lesión y dejarse durante veinte minutos antes de aclarar.

También puede licuarse una taza de horas de menta con cuatro cucharadas de agua de rosas para hacer un batido que esparciremos suavemente sobre la piel y dejaremos actuar durante toda la noche si lo deseamos, para mayor efectividad. Enjuaga la piel con abundante agua templada la mañana siguiente.

Una vez hayan disminuido las lesiones, puedes continuar utilizando la menta en forma de infusión, hirviendo una taza de hojas de menta con una taza de agua, dejándola enfriar y guardando la mezcla en la nevera. Este líquido puede usarse puro o diluido a partes iguales en agua, como tónico antes de dormir.

Mascarilla con yema de huevo

La yema de huevo contiene múltiples nutrientes y vitaminas que resultan beneficiosas para la piel acneica según estudios dermatológicos realizados en Gran Bretaña. Podemos combinar una yema de huevo con media banana o plátano triturado y aplicarlo como mascarilla. Se deja actuar durante veinte minutos y luego se enjuaga con abundante agua tibia.

También podemos combinar una yema de huevo con una cucharada de miel y una de aceite de almendras. Los ingredientes se baten juntos hasta obtener una crema espumosa, la mezcla se unta sobre la piel limpia y se deja actuar durante quince minutos.

Luego es aconsejable ducharse ya que esta mascarilla es más difícil de retirar que las anteriores y además, porque el vapor de la ducha ayudará a terminar de limpiar los poros.

Otra agradable mascarilla, perfecta para lograr una limpieza profunda de la piel, se logra combinando yema de huevo con aceite de oliva virgen extra.

Para prepararla, mezcla una cucharada de miel, con una cucharada de aceite de oliva y una yema de huevo. Úntala suavemente con la yema de los dedos sobre la piel previamente lavada y seca, espera veinte minutos antes de limpiarla cuidadosamente con un disco de algodón embebido en agua fresca. Para finalizar, enjuaga la cara con abundante agua y aplica tu tónico favorito.

También puedes preparar una mascarilla de clara de huevo, combinándola con zumo de limón. Para ello, separa la clara y la yema de un huevo. Bate la clara con el zumo de un cuarto de limón hasta que tenga textura espumosa. Aplícalo suavemente sobre la piel con las yemas de los dedos y deja secar durante media hora. Limpia con un disco de algodón embebido en agua para retirar la mascarilla y aclara primero con agua tibia y luego con agua fría para volver a cerrar los poros.

También puedes aplicar la yema batida para volver a hidratar tras la mascarilla de clara con limón, dejar actuar durante quince minutos y aclarar de nuevo.

Mascarilla de sésamo o ajonjolí

El sésamo tiene propiedades antiinflamatorias y antioxidantes gracias a su ingrediente activo -el sesamol. El aceite o la pasta de sésamo pueden ayudar a *calmar* las lesiones muy hinchadas y enrojecidas de un brote de acné.

Para aprovechar sus propiedades, prepara una pasta licuando dos cucharadas de semillas de sésamo con unas gotas de agua y aplícala sobre las lesiones más inflamadas. Deja actuar durante la noche.

También puedes darte un suave masaje con unas gotas de aceite de sésamo -preferiblemente de cultivo orgánico- para lograr rehidratar tu piel cuando la notes seca o escamosa.

Mascarilla de fresa

Las fresas son ricas en Vitamina C y ácido salicílico -conocido por ser de gran ayuda para mitigar el acné. Para aprovechar al máximo sus múltiples beneficios para la piel podemos preparar dos mascarillas diferentes, una más bien líquida, combinándolas con vinagre de cidra, y otra más cremosa, licuándolas con yogur. En cualquier caso, te recomiendo siempre usar fresas frescas, no congeladas, y a poder ser, de cultivo biológico.

Para preparar la mascarilla con vinagre, tritura tres fresas y mézclalas con un cuarto de taza de vinagre de cidra. Deja macerar la mezcla durante dos horas y luego aplícala con la ayuda de una mota de algodón sobre la piel. Deja secar la mascarilla y permítele continuar actuando durante toda la noche.

Para preparar la segunda mascarilla, necesitarás cuatro fresas frescas y veinticinco mililitros de yogur fresco, natural para ayudar a restablecer el manto ácido de la piel.

Cuando las fresas y el yogur ya estén a temperatura ambiente, las licuamos juntas y aplicamos esta crema sobre las áreas afectadas. Recuerda usar ropa oscura -o estar desvestida- y acostarte mientras esperas de diez a quince minutos que actúe la mascarilla.

Pasado este tiempo, enjuaga la zona con abundante agua tibia y aplica un tónico.

Mascarilla de patata

La patata desinflama la piel, podemos prepararla de varias maneras, bien sea en rodajas finas que pasaremos suavemente sobre la piel y dejaremos secar, o bien triturándola y exprimiendo su zumo y aplicándolo tras colarlo con una muselina, y aplicando el líquido con la ayuda de un algodón.

Las rodajas de patata pueden dejarse puestas durante unos quince minutos y luego enjuagar la cara. También podemos licuar media patata y humedecer discos de algodón con la mezcla. Luego colocamos estos discos para cubrir toda el área afectada y dejamos actuar durante veinte minutos. Esto puede realizarse diariamente, sin necesidad de enjuagar, ni de aplicar cremas después.

Las patatas no sólo ayudan a hacer desaparecer y secar las lesiones de acné, sino también a atenuar las cicatrices y manchas oscurecidas de lesiones anteriores y a prevenir su reaparición.

Mascarilla de arcilla

La arcilla es conocida por sus propiedades depurativas y su capacidad para extraer las toxinas desde lo más profundo de la piel y traerlas a la superficie. Es por esta razón que podemos usarla una o como máximo, dos veces por semana teniendo en cuenta que precisamente por su capacidad de extraer toxinas, el acné pudiera empeorar inicialmente hasta que vuelvas a tener una piel libre de estas sustancias.

Traer la exacerbación inicial, la piel vuelve a aclararse y aparecen cada vez menos lesiones que se resuelven con mayor rapidez. Para preparar esta mascarilla mezclamos una cucharada de arcilla con unas gotas de agua fresca y con la ayuda de un pincel limpio de cerdas suaves, la pincelamos sobre la superficie afectada.

Dejamos secar la mascarilla sin tocarla y sin movernos y sentiremos que la piel se va apretando, por lo cual es mejor no hablar ni hacer gestos mientras se está secando. Una vez seca y endurecida, enjuagamos suavemente con abundante agua tibia y luego aplicamos un tónico hidratante.

Gel de aloe Vera o sábila

El aloe vera contiene 75 compuestos que conjuntamente explican sus propiedades sanadoras, antiinflamatorias, antibacterianas y antifúngicas. Según un estudio reciente, los pacientes que se aplicaban gel de aloe vera a la par con su tratamiento farmacológico contra el acné experimentaban una curación significativamente más rápida de las lesiones.

El aloe ayuda a curar las lesiones activas de acné y las cicatrices también. Corta una hoja (o penca) de la planta, retira la capa externa que es verde oscuro y encontrarás el interior semitransparente con textura de gelatina. Licúa esta gelatina y consérvala en la nevera en un recipiente limpio. Puedes aplicar este gel dos veces al día sobre cicatrices viejas y se atenuarán significativamente. Cuando lo apliques sobre lesiones activas, estas se curarán mucho más rápidamente.

Aceite de árbol de té

Personalmente, este es mi remedio favorito. Además de oler fantástico, ser fácil, rápido y limpio de aplicar, es muy efectivo tanto para la prevención como para el tratamiento de lesiones existentes. El aceite de árbol de té tiene propiedades antibacterianas conocidas. Puede aplicarse puro, te recomiendo que sea ecológico. Puede producir un poco de picor si se aplica sin disolver, así que procura, por una parte, no utilizarlo directamente después de una exfoliación, y por otra, probarlo en una zona pequeña primero para ver cómo reacciona tu piel.

Luego, podrás continuar usándolo puro (el picor no dura más de cinco minutos, en caso de que te llegara a picar un poco), o bien combinado a partes iguales con agua, si tienes piel con tendencia grasa, o con aloe vera, si tienes piel muy sensible.

El aceite puro o mezclado a partes iguales con agua (una gota de cada basta para toda la cara) se aplica sobre una piel limpia y se deja, no hace falta enjuagarlo después, ni retirarlo.

Maquillaje para disimular las lesiones

Algo que atormenta a toda persona que sufre de acné -indistintamente de su edad o género- aparte del dolor físico que causan las lesiones cuando se inflaman, es la preocupación estética, la sensación de ser el centro de las miradas y el querer disimular, aunque sea delante de terceros, o bien para sentirse mejor con nosotros mismos, el aspecto de las lesiones.

En esta sección final, hablaremos de algunos trucos para disimular las lesiones de acné. Esto puede realizarse de manera ocasional o rutinaria, a la par con el tratamiento que disminuirá tanto la inflamación, como la infección y la recurrencia de la enfermedad.

Siempre recomiendo el uso de productos hipoalergénicos, de buena calidad y que no sean de textura grasosa, aunque irónicamente, el maquillaje con mayor cantidad de pigmento -precisamente el que necesitamos para poder cubrir la coloración de las lesiones, suele ser algo grasoso.

Aún así, compra sólo marcas confiables, haz siempre un *test* de tolerancia en una pequeña zona, y por favor recuerda <u>siempre</u> desmaquillarte adecuadamente antes de dormir.

Sabiendo esto, entremos en el tema: para disimular las manchas rojizas -contrario a lo que nos dictan la intuición y la sabiduría popular, no podemos recurrir a un corrector de ojeras un par de tonos más claros que nuestro tono de piel. Curiosamente, lo más recomendable y lo que mejor funciona para apagar tonos rojos es usar un corrector de tono verde.

Comenzaremos entonces siempre, con la piel limpia, tonificada e hidratada y con un protector solar. Luego, comenzaremos aplicando un corrector de tono verde sobre las lesiones más rojas, dando suaves toques con el dedo, o con un pincel, hasta difuminar los bordes e igualar lo más posible el tono.

Te recomiendo probar hacerlo con los dedos (siempre con las manos bien lavadas), y también con pincel para comparar cual da mejor resultado sobre tu piel. A algunas personas les va mejor con una esponja natural humedecida, pero ten en cuenta que esto disminuirá la cantidad de pigmento del maquillaje que se quede sobre tu piel.

No voy a mencionar marcas, como tal, pero procura utilizar maquillaje profesional o incluso de teatro; es el que contiene mayor cantidad de pigmento. Nos interesa que tenga suficiente pigmento para realmente enmascarar las manchas, de lo contrario, al esparcir una pequeña cantidad de producto, se transparentará y se verá aún más notoria cada lesión.

Otro truco que podemos probar para tener aún más pigmento en una zona muy roja es colocar una sombra de ojos de tono verde claro sobre esos puntos con la ayuda de un pincel fino.

Recuerda comprar pinceles con cerdas naturales y lavarlos con un jabón adecuado (puedes usar un jabón desmaquillante, o un champú suave) una vez por semana, enjuagarlos con mucha, mucha agua (para que recuperen su forma y suavidad y para evitar que un posible resíduo de jabón o champú te irrite la cara).

Una vez obtenido un equilibrio en las zonas rojas, cubrimos el verde con pequeños puntos de un corrector cremoso un tono más oscuro que nuestro color de piel. Esto se hace para cubrir el subtono verde y devolver la piel al color natural de la cara.

Luego aplicaremos una base del mismo color de la piel y la fijaremos con polvos traslúcidos o prensados. Puedes probar colocar los polvos con pincel o con esponja a ver cuál luce mejor con tu piel.

Sobre esta base -con la cara ya de un color uniforme- te recomiendo utilizar colorete o *blush* en un tono muy suave, un poco de mascara y un labial o *gloss* de color suave.

La idea es utilizar un mínimo de productos, y aunque he mencionado muchas opciones aquí para que vayas probando, no es la idea que las uses todas, una encima de otra, a diario.

Aprende a amarte tal cual eres, mímate, cuídate, usa un perfume y ropa bonita, y observa cómo con las mascarillas y demás preparaciones de las cuales hemos hablado a lo largo del libro, cada vez te hará menos falta *cubrir* tu cara con maquillaje y cada día te sentirás más hermoso, o hermosa con la cara al descubierto.

Conclusiones

El estrés y la ansiedad juegan un papel importante en tu lucha contra el acné. Aunque no son la única causa de esta enfermedad, el hecho de tenerlos bajo control con los métodos de los cuales hablamos desde el inicio de este libro, te dejará gran parte de la batalla ganada.

Cuando te estresas, tu cuerpo segrega hormonas que pueden alterar la producción sebácea de tu piel, si tienes tendencia acneica, ya sabes que eso significa desencadenar un brote más.

En cuyo caso, el brote nos hará sentir peor, causando más ansiedad, más inseguridad y estresándonos más. Así que te repito: realmente vale la pena cortar este ciclo vicioso y probar distintas disciplinas como el yoga, la meditación y el tapping para bajar los niveles de estrés y ansiedad.

La respiración consciente, también llamada pranayama o ayurvédica, también puede resultar beneficiosa para el estrés. Incorpora estas prácticas a tu vida cotidiana y verás grandes cambios.

Como complemento de este libro, y para lograr máximos beneficios en tu lucha contra el acné, me gustaría obsequiarte un mini curso de meditación. Consta de ocho clases, y en lo personal, me ha ayudado mucho a controlar el estrés y la ansiedad. Puedes recibirlo introduciendo tu nombre y tu dirección de correo electrónico en esta dirección: *http://bit.ly/1ALqp4h*

Hemos hablado de numerosos tratamientos tópicos tanto para exfoliar la piel, acelerando su renovación, como para ayudarla a calmarse, darle un empujón a la hora de combatir las bacterias causantes del acné, ayudarla a desinflamarse, y finalmente para combatir las cicatrices que pudieran quedar y evitar nuevos brotes.

Prueba los remedios de los cuales hemos hablado, uno a uno, teniendo cuidado de evitar ingredientes a los cuales pudieras tener sensibilidad o alergias. Si ves alguna mejoría continúa utilizando ese tratamiento, espaciándolo a una o dos veces por semana cuando hayan desaparecido todas tus lesiones, para evitar que reaparezcan.

Recuerda que los tratamientos naturales no son tan agresivos como los farmacéuticos, tienen menor probabilidad de reacciones adversas y por contrapartida, no funcionan de forma inmediata. Lo más crítico es ir probando, con paciencia, atacando la enfermedad desde todos los ángulos posibles, a la vez que mantenemos el ánimo y las ganas de recuperar una tez suave y radiante.

Puede que te tome un poco de tiempo encontrar la fórmula adecuada para ti, pero una vez que la encuentres, tu acné formará parte de tu pasado y querrás compartir tus trucos con otras personas que lo padecen.

Si te ha sido de utilidad este libro, te pido por favor compartirlo con tus amistades, o en redes sociales o foros para ayudar a más personas a superar este problema.

Gracias por leerme y me alegra tanto poder de alguna manera ayudarte a superar una afección que durante tanto me atormentó.

Acerca de la autora

Amelia Naire nació en Irlanda en 1980, habla cinco idiomas y ha vivido en más de quince países. Es autora e investigadora en temas de salud holística y crecimiento personal.

Está formada en ciencias de la salud en una de las más prestigiosas universidades del mundo, y escribe sus libros impulsada por su pasión por ayudar a los demás a superar las dificultades que ella misma ha logrado superar.

Actualmente vive en la hermosa isla de Ibiza junto con su esposo y su hija.

Bibliografía

El acné (2008). *Nueva Enciclopedia Interactiva Estudiantil.* Editorial Cultural S.A. 2004.

James W (7 de abril de 2005). *Clinical practice. Acne.* N Engl J Med 352 (14): pp. 1463-72.

Webster G (31 de agosto de 2002). *Acne vulgaris.* BMJ 325 (7362): pp. 475-479.

Carey, Charles y colab. *Manual Washington de Terapéutica Médica.* Editado por Masson SA. Décima edición en español, 1999. Barcelona, España.

Falabella F, Rafael y colab. *Dermatología.* Editado por la Corporación para las Investigaciones Biológicas. Cuarta Edición, 1994. Medellín, Colombia.

Poyner Tomas. *Enfermedades Cutáneas Comunes.* Editado por J&C Ediciones Médicas. Primera Edición, 2001. Barcelona, España.

Carrasco, F. *Diccionario de Ingredientes Cosméticos*. Editado por Imagen Personal. Cuarta Edición, 2009. Málaga, España.

•. Gollnick, H; Finlay, A; Shear, N (2008). *Can we define acne as a chronic disease? If so, how and when?* Am J Clin Dermatol 9: pp. 279-84.

Gilaberte Calzada, Yolanda (oct-dic 2009). *Dermatología pediátrica: ¿qué hay de nuevo en el acné?*.Rev Pediatra Atención Primaria (España) 11 (Supl. 17)

Grant, RNR (agosto 1951). *The History of Acne*. Proc. R. Soc. Med. 44 (8): pp. 647–652.

Acné. Diccionario de la Real Academia Española.

Adityan, B; Kumari, R; Thappa, DM (2009). *Scoring systems in acne vulgaris*. Indian J Dermatol Venereol Leprol (India) 75 (3): pp. 323-326.

Domonkos, Arnold y Odom, Andrews. *Tratado de Dermatología*. 3ª ed. 1985 pags. 300-23 Editorial Salvat.

Kim, Wendy; Mancini, Anthony J (octubre 2013). *Acne in Childhood: An Update*. Pediatric Annals 42 (10): pp. 418-427.

Novy Jr, Frederick G (diciembre 1946). *Tropical acne*. Calif Med 65 (6): pp. 274–277.

Qiang, Ju; Zouboulis, Christos C; Xia, Longqing (mayo-junio 2009). *Environmental pollution and acne: Chloracne.* Dermatoendocrinol 1 (3): pp. 125–128.

Leyden, JJ (septiembre 2003). *A review of the use of combination therapies for the treatment of acne vulgaris.* J Am Acad Dermatol 49 (3 Supl): pp. S200-10.

Collier, CN; Harper, JC; Cafardi, JA; Cantrell, WC; Wang, W; Foster, KW (2008). *The prevalence of acne in adults 20 years and older.* J Am Acad Dermatol 58: pp. 56-59.

Bataille, V; Snieder, H; MacGregor, A; Sasieni, P; Spector, T (2002). *The influence of genetics and environmental factors in the pathogenesis of acne: a twin study of acne in women.* Journal of Investigation in Dermatology 119: pp. 1317-22.

Goulden, V; MacGeown, C; Cunliffe, W (agosto 1999). *The familial risk of adult acne: a comparison between first-degree relatives of affected and unaffected individuals.* Br J Dermatol 141: pp. 297-300.

Gollnick, HP; Zouboulis, CC; Akamatsu, H; Kurokawa, I; Schulte, A (1991). *Pathogenesis and pathogenesis related treatment of acne.* J. Dermatol 18: pp. 489-499.

Cunliffe, WJ; Holland, DB; Clark, SM (2003). *Comedogenesis: some new aethiological, clinical and therapeutic strategies.* Dermatology 206: pp. 11-16.

Eichenfield, LF; Krakowski, AC; Piggott, C; Del Rosso, J; Baldwin, H; Friedlander, SF; Levy, M; Lucky, A et ál. (mayo 2013). *Evidence-based recommendations for the diagnosis and treatment of pediatric acne* .Pediatrics 131 (Suppl 3): pp. S163-86.

Mancini, Anthony J (marzo 2008). *Incidence, prevalence and pathophysiology of acne*. Adv Stud Med (Baltimore, Estados Unidos) 8 (4): pp. 100-105.

Diez de Medina, Juan Carlos (enero 2009). *Manejo racional del acné*. Rev. bol. ped (La Paz, Bolivia) 48 (1).

Holland, D; Jeremy, A (2005). *The role of inflammation in the pathogenesis of acne and acne scarring*. Semin Cutan Med Surg 24: pp. 79-83.

Jeremy, A; Holland, D; Roberts, S; Thompson, K; Cunliffe, W (2003). *Inflammatory events are involved in acne lesion initiation*. J Invest Dermatol 121: pp. 20-7.

Do, T; Zarkhin, S; Orringer, J; Nemeth, S; Hamilton, T; Sachs, D (abril 2008). *Computer-assisted alignment and tracking of acne lesions indicate that most inflammatory lesions arise from comedones and de novo*. J Am Acad Dermatol 58: pp. 603-8.

Layton, Alison (2010). *Disorders of the sebaceous glands*. Tony Burns; Stephen Breathnach; Neil Cox et al..Rook's Textbook of Dermatology (8ª edición). Londres: Blackwell Publishing.

Dreno, B; Betolli, V; Ochsendorf, F (2006). *An expert view on the treatment of acne with systemic antibiotics and/or oral isotretinoin in the light of the new European recommendations* .Eur. J. Dermatol. 15: pp. 565-571.

Halvorsen, JA; Stern, RS; Dalgard, F; Thoresen, M; Bjertness, E; Lien, L (2011). *Suicidal ideation, mental health problems, and social impairment are increased in adolescents with acne: a population-based study.* J. Invest. Dermatol 131: pp. 363-370.

Saitta, P; Keehan, P; Yousif, J; Way, BV; Grekin, S; Brancaccio, R (julio 2011). *An update on the presence of psychiatric comorbidities in acne patients, part 1: overview of prevalence.* Cutis 88: pp. 33-40.

Saitta, P; Keehan, P; Yousif, J; Way, BV; Grekin, S; Brancaccio, R (julio 2011). *An update on the presence of psychiatric comorbidities in acne patients, Part 2: Depression, anxiety, and suicide.* Cutis 88: pp. 92-7.

Misery, L (febrero 2011). *Consequences of psychological distress in adolescents with acne.* J Invest Dermatol 131: pp. 290-2.

Thielitz, Anja; Gollnick, Harald (2013). *Recent Therapeutic Developments for Acne.* Expert Review of Dermatology 8 (1): pp. 1-14.

Strauss, J; Krowchuk, D; Leyden, J; Lucky, A; Shalita, A; Siegfried, E (2007). *Guidelines of care for acne vulgaris management*. J. Am. Acad. Dermatol 56: pp. 651-63.

Thiboutot, D; Gollnick, H; Betolli, V (2009). *New insights into the management of acne: an update from the Global Alliance to Improve Outcomes in Acne Group*. J. Am. Acad. Dermatol 60 (5): pp. S1-S50.

Nast, A; Dréno, B; Betolli, V (2012). *European Dermatology Forum. European evidence-based (S3) guidelines for the treatment of acne*. J. Eur. Acad. Dermatol. Venereol 26(Suppl. 1): pp. 1-29.

Goodman and Gilman. *Bases farmacológicas de la terapéutica.*

Sagransky, M; Yentzer, BA; Feldman, SR (2009). *Benzoyl peroxide: a review of its current use in the treatment of acne vulgaris*. Expert Opin. Pharmacother 10: pp. 2555-2562.

Seidler, EM; Kimball, AB (2011). *Meta-analysis of randomized controlled trials using 5% benzoyl peroxide and clindamycin versus 2.5% benzoyl peroxide and clindamycin topical treatments in acne*. J. Am. Acad. Dermatol 65: pp. e117-e119.

Christophers, E; Wolfe, HH (1975). *Effect of vitamin A acid on skin: in vivo and in vitro studies*. Acta Derm. Venereol 74: pp. 42-53.

Leyden, JJ (1986). *Rational therapy for acne vulgaris: an update on topical treatment.* J. Am. Acad. Dermatol. 15: pp. 907-15.

Ferracin, J (1991). *Quantification of epidermal histological changes induced by topical retinoids and CD271 in the rhino mouse model using a standardized image analysis technique.* Skin Pharmacol. 4: pp. 65-73.

Kerrouche, N (1997). *A split-face comparison of adapalene 0.1% gel and tretinoin gel 0.025% gel in acne patients.* J. Am. Acad. Dermatol. 36: pp. S110-S112.

Chalker, DK (1996). *A comparison of the efficacy and safety of adapalene gel 0.1% and tretinoin gel 0.025% in the treatment of acne vulgaris: a multicentre trial.* J. Am. Acad. Dermatol. 34: pp. 482-485.

Ioannides, D; Rigopoulos, D; Katsambas, A (2002). *Topical adapalene gel 0.1% vs isotretinoin gel 0.05% in the treatment of acne vulgaris: a randomised open-label clinical trial.* Br. J. Dermatol 147: pp. 523-527.

Kircik, LH (2011). *Efficacy and safety of azelaic acid (AzA) gel 15% in the treatment of post-inflammatory hyperpigmentation and acne: a 16-week, baseline-controlled study.* J. Drugs Dermatol 147: pp. 586-590.

Tanghetti, E; Dhawan, S; Green, L (2011). *Clinical evidence for the role of a topical anti-inflammatory agent in comedonal acne: findings from a randomized study of dapsone gel 5% in combination with tazarotene cream 0.1% in patients with acne vulgaris.* J. Drugs Dermatol 10: pp. 783-792.

Fleischer, AB Jr; Shalita, A; Eichenfield, LF; Abramovits, W; Lucky, A; Garrett, S (2010). *Dapsone Gel in Combination Treatment Study Group. Dapsone gel 5% in combination with adapalene gel 0.1%, benzoyl peroxide gel 4% or moisturizer for the treatment of acne vulgaris: a 12-week, randomized, double-blind study.*J. Drugs Dermatol 9: pp. 33-40.

Thielitz, A; Gollnick, H (2009). *Overview of new therapeutic developments for acne 2009.* Exp. Rev. Dermatol 4: pp. 55-65.

Leyden, JJ; Del Rosso, JQ (2011). *Oral antibiotic therapy for acne vulgaris: pharmacokinetic and pharmacodynamic perspectives.* J. Clin. Aesthet. Dermatol 4: pp. 40-47.

Garner, SE; Eady, A; Bennett, C; Newton, JN; Thomas, K; Popescu, CM (2012). *Minocycline for acne vulgaris: efficacy and safety.* Cochrane Database Syst Rev.8.

Simonart, T; Dramaix, M; De Maertelaer, V (2008). *Efficacy of tetracyclines in the treatment of acne vulgaris: a review.* Br. J. Dermatol 158: pp. 208-216.

Genceviciene, R; Zouboulis, CC (2010). «Isotretinoin: state of the art treatment for acne vulgaris». J. Dtsch. Dermatol Ges.8: pp. S47-S59.

Hodgkiss-Harlow, CJ; Eichenfield, LF; Dohil, MA (2011). *Effective monitoring of isotretinoin safety in a pediatric*

*dermatology population: a novel 'patient symptom survey'
approach.* J. Am. Acad. Dermatol 65: pp. 517-524.

Kontaxakis, VP; Skourides, D; Ferentinos, P; Havaki-
Kontaxaki, BJ; Papadimitriou, GN (2009). *Isotretinoin and
psychopathology: a review.* Ann. Gen. Psychiatry 8.

Zoubolis, CC; Rabe, T (2010). *Hormonal antiandrogens in
acne treatment».* J. Dtsch. Dermatol Ges.8: pp. S60-S74.

Taub, Amy Forman (septiembre 2007). *Procedural
treatments for acne vulgaris».* Dermatol Surg (Blackwell
Publishing) 33 (9): pp. 1005-26.

Dréno, B; Fischer, TC; Perosino, E (2011). *Expert opinion:
efficacy of superficial chemical peels in active acne
management – what can we learn from the literature today?
Evidence-based recommendations.* J. Eur. Acad. Dermatol.
Venereol 25 (6): pp. 695-704.

Academia Española de Dermatología y Venereología.
Peeling químico.

Sakamoto, FH; Lopes, JD; Anderson, RR (Agosto 2010).
*Photodynamic therapy for acne vulgaris: a critical review from
basics to clinical practice: part I. Acne vulgaris: when and why
consider photodynamic therapy?.* J Am Acad Dermatol 63
(2): pp. 183-93.

www.ingramcontent.com/pod-product-compliance
Lightning Source LLC
Chambersburg PA
CBHW060203290526
45789CB00003B/1144